BEI GRIN MACHT SICH IHR WISSEN BEZAHLT

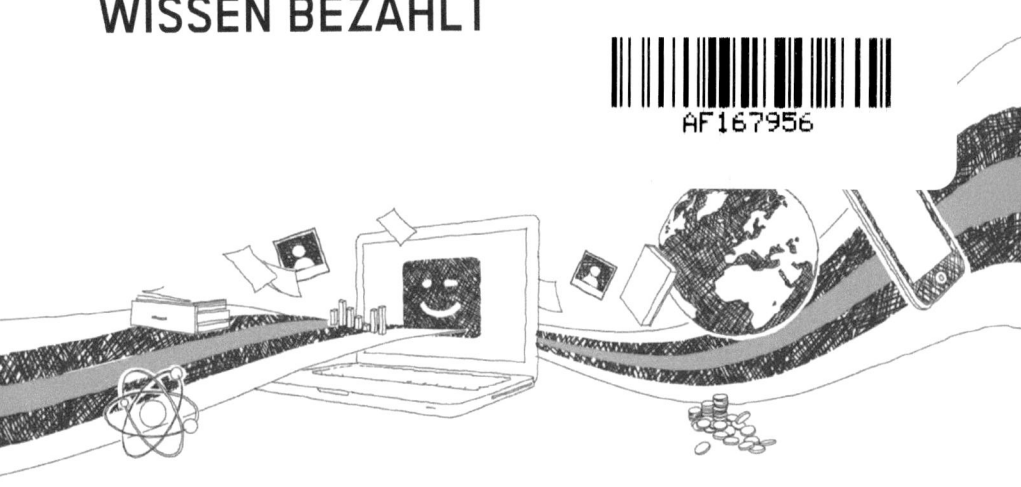
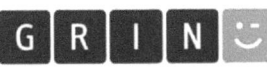

Bibliografische Information der Deutschen Nationalbibliothek:

Die Deutsche Bibliothek verzeichnet diese Publikation in der Deutschen National-bibliografie; detaillierte bibliografische Daten sind im Internet über http://dnb.d-nb.de/ abrufbar.

Impressum:

Copyright © 2019 GRIN Verlag
Druck und Bindung: Books on Demand GmbH, Norderstedt Germany
ISBN: 9783346070654

Dieses Buch bei GRIN:

https://www.grin.com/document/503714

Anonym

Methoden des narrativen Reasoning in der Kommunikation mit Patienten. Die Bedeutung der richtigen Kommunikation für die Therapie

GRIN Verlag

GRIN - Your knowledge has value

Der GRIN Verlag publiziert seit 1998 wissenschaftliche Arbeiten von Studenten, Hochschullehrern und anderen Akademikern als eBook und gedrucktes Buch. Die Verlagswebsite www.grin.com ist die ideale Plattform zur Veröffentlichung von Hausarbeiten, Abschlussarbeiten, wissenschaftlichen Aufsätzen, Dissertationen und Fachbüchern.

Besuchen Sie uns im Internet:

http://www.grin.com/

http://www.facebook.com/grincom

http://www.twitter.com/grin_com

DIPLOMA HOCHSCHULE

Private Fachhochschule Hessen

Studiengang Medizinalfachberufe B.o.A.

Hausarbeit

Bedeutung von Kommunikation im Therapieprozess mit angewandten Methoden des narrativen Reasoning – veranschaulicht anhand eines Fallbeispiels bei einem Apoplexiepatienten

Bearbeitungszeit: 8 Wochen

Abgabe am: 13.07.2019

Inhaltsverzeichnis

1 Einleitung

Die Kommunikation und die Anwendung klinischer Denkprozesse gewinnen in der modernen medizinischen Welt immer mehr an Bedeutung. Diese Hausarbeit soll einen Überblick darüber verschaffen, wie wichtig eine richtige Kommunikation in der Medizin ist. In Bezug auf eine genaue Diagnostik wird in der vorliegenden Arbeit aufgezeigt, dass durch CR (Clinical Reasoning) ein strukturierter Prozess bedeutungsvoll ist, um eine präzise Arbeitshypothese erarbeiten zu können. Zuletzt soll dies anhand eines Fallbeispiels verdeutlicht werden.

1.1 Motivation und Problemstellung

In einer immer dynamischer werdenden Gesellschaft, ist gerade im medizinischen Bereich ein fortlaufender und verändernder Prozess zu beobachten. Während vor Jahrzehnten lediglich die Beschwerden des Patienten betrachtet wurden, wird er heutzutage in seinem gesamten Habitus begutachtet. Obgleich physisch oder psychisch. Der Fokus liegt auf der Betrachtung des Gesamtbilds eines Patienten. Es geht nicht mehr nur darum, dass das Knie des Pateinten schmerzt, sondern weiterdenkend, was dieser lang andauernde Schmerz auch psychisch anrichten kann. Ein relevanter Punkt in diesem Vorgang, ist die Kommunikation zwischen Arzt und Patient sowie Therapeut und Patient. Es ist wichtig, nicht nur einen technologischen Fortschritt in der Medizin zu erreichen, sondern ebenso in der Beziehung zwischen Medizin und Mensch. Durch Kommunikationsfehler kann es zu Todesfällen in Krankenhäusern kommen, welche hätten verhindert werden können. Gerade in der interdisziplinären Zusammenarbeit ist es wichtig, dass jeder Beteiligte immer auf dem neusten Stand ist. Unabhängig, ob Arzt, die Therapeuten, oder der Patient selbst. Nur dies kann gewährleisten, dass die Ziele der Therapie optimal gestaltet werden können. Dadurch kann die Gesamtsituation analysiert und reflektiert sowie schlussendlich im besten Sinne des Patienten gehandelt werden. Die zuvor genannten Punkte sind Motivation, diesen

immer mehr an Bedeutung gewinnenden wissenschaftlichen Bereich des CR vor-
zustellen und die Wichtigkeit von Kommunikation anhand eines Fallbeispiels her-
vorzuheben.

1.2 Aufbau der Arbeit

In der vorliegenden Arbeit wird der Begriff der Kommunikation ausführlich definiert. Besonders eingegangen wird hierbei auf die Kommunikation zwischen Patient und Therapeut in der Physiotherapie. Anhand eines Fallbeispiels wird deutlich gemacht, wie wichtig es ist, auf die nonverbale, minimal verbale, sowie paraverbale Kommunikation zu achten. Zur Veranschaulichung dient ein Apoplexie
Patient, dessen Krankheitsbild die Kommunikationsstörung eindeutig wiederspie-
gelt. Um die Lebensgeschichte des Betroffenen zu erfahren, wird in diesem Beispiel das narrative Reasoning angewandt. Dessen Zweck ist es, durch die Schil-
derungen der Erlebnisse des Patienten sowie das Einbringen eigener Erfahrun-
gen und Geschichten des Therapeuten, gemeinsam aktiv Ziele zu erarbeiten.
Dadurch kann ihm eine neue Perspektive gegeben werden. Für einen Apoplexie
Patienten ist die Diagnose ein einschlagendes Erlebnis, mit zunächst drastischen
Veränderungen in der Lebensgestaltung. Gerade diese Patienten benötigen besonders viel Einfühlungsvermögen und eine vertrauensvolle Kommunikationsebene. Vor allem, wenn eine Aphasie, also der Verlust der Sprache, Teil der Diagnose ist. Denn dies bildet zweifelsohne die schwerste Form der Kommunikationsstörung.

„Der Aphasiker ist nicht nur Aphasiker. Er ist noch der Mensch, der er vor Aus-
bruch der Aphasie war, mit allen seinen Eigenschaften, seinem Wissen und seinen Wünschen." (Lutz 1992, S. 365)

Im Anschluss daran soll in dem Fazit eine Zusammenfassung erfolgen und ein
Ausblick gegeben werden. Kernthema dieser Arbeit bildet die Frage: „Steigert
Kommunikation den Therapieerfolg?"

2 Grundlagenteil

2.1 Kommunikation in der Physiotherapie

Dieses Kapitel beinhaltet die Definitionen von Kommunikation, sowie die des Clinical Reasoning, insbesondere des narrativen Reasoning. Besonders die Kommunikation zwischen Patient und Therapeut wird hier hervorgehoben und darauf eingegangen, welche Bedeutung diese für die Therapie hat.

2.1.1 Definition von Kommunikation

Zu Beginn dieser Hausarbeit wird der Begriff Kommunikation definiert und deren Herkunft erläutert. Das medizinische Wörterbuch „Pschyrembel" beschreibt die Kommunikation als „Prozess der Informationsübertragung zwischen Individuen mit verbalen und nonverbalen Ausdrucksmitteln, wobei neben der Sachinformation im engeren Sinne auch Beziehungen definiert und komplexe soziale Mitteilungen ausgetauscht werden (Metakommunikation)." Der Begriff stammt ursprünglich aus dem lateinischen communicare, welches „gemeinsam tuen, besprechen" bedeutet. (Psychrembel 1997: 847)

Kommunikation umfasst die Fähigkeiten des Menschen, sich anderen mitzuteilen und andere zu verstehen. Es ist unmöglich nicht zu kommunizieren. Der Kommunikationswissenschaftler Paul Watzke brachte dies einst mit einem Buchtitel gut auf den Punkt. Es lautet: „Man kann nicht nicht kommunizieren." Es gibt immer einen Ursache – Wirkungsprozess im Austausch von Menschen. Die Fähigkeit zu kommunizieren ist ein Teil der sozialen Intelligenz. Nur durch klare und konfliktfreie Kommunikation ist ein erfolgreicher Umgang mit und zwischen Menschen möglich. Es gilt sich Bewusst zu machen, dass zur Verständigung mehr zählt, als das gesprochene Wort.

Ebenso ist die paraverbale und nonverbale Kommunikation ein wichtiger Aspekt. Somit besteht Kommunikation aus 3 Ebenen:

- verbal (Gespräch, Information, Zuhörer)

- paraverbal (Tonfall, Stimmlage, Dialekt, Sprechtempo)

- nonverbal (Gestik, Mimik, Nähe- Distanz, Körperhaltung)

  (Wilda-Kiesel 2003: o.s.)

Diese 3 Ebenen wirken in wechselseitiger Beziehung auf Sender und Empfänger. Alle Ebenen sind in einem Dialog von gleicher Wertigkeit. „Nonverbales und verbales werden in den selben Bereichen des Gehirns verarbeitet, und das nahezu gleichzeitig. So steuern Broca- und Wernicke Areale die Wahrnehmung von Gestik und Sprache." (Gattenburg,Pieper 2016: 67). Weiterführend kann zwischen einer vertikalen (komplementären) und einer horizontalen (symmetrischen) Kommunikation unterschieden werden. Die vertikale Kommunikation bezieht sich auf die Verständigung zwischen einer höhergestellten und einer untergebenen Person. Somit ist der Austausch zwischen zwei Personen gemeint, welche nicht auf einer Ebene stehen. Die horizontale Kommunikation findet zwischen Personen auf einer Ebene statt.

Das Kommunikationsquadrat von Friedemann Schulz von Thun besagt, dass Aussagen von Menschen auf vierfache Weise wirken. Er bezieht sich auf die Sachebene (Information), den Appell, die Beziehungsebene (Kontakt) und die Selbstoffenbarungsebene. Von Thun sagt jedoch: „Analyse kann vorher oder nachher stattfinden, aber im wirklichen Leben ist Kommunikation ja ein ganzheitlicher Austausch, bei dem ich nicht dauernd an das Quadrat denke. Gereifte Intuition, darum geht es letztlich." (Gattenburg Pieper 2016: 22) In der nachfolgenden **Abbildung 1** werden die eben genannten Zusammenhänge verdeutlicht.

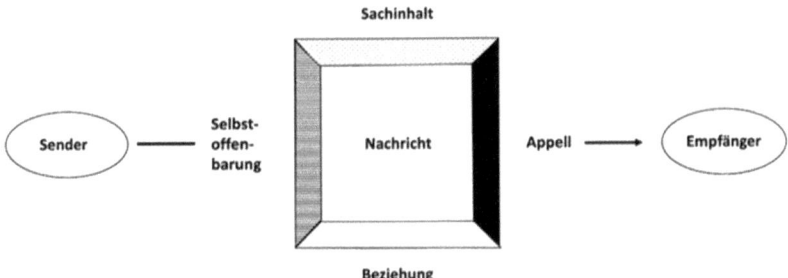

Abbildung 1: Die 4 Seiten einer Nachricht (Schulz von Thun 2010: 33)

Eine gute Kommunikation ist gegeben, wenn alle Ebenen gleichgeschaltet sind. Existiert beim Empfänger jedoch eine besonders stark ausgeprägte Ebene, kann das eine Störung der Kommunikation zur Folge haben. Kommunikationsstörungen können beispielsweise durch lexikalische oder syntaktische Begriffe entstehen, ebenso ist entscheidend, welche persönliche Beziehung die Beteiligten verbindet. Jeder Mensch interpretiert Wörter und die damit verbundenen Handlungsweisen unterschiedlich. Beispielsweise ist der Begriff Schmerz eine komplexe, subjektive Sinneswahrnehmung und je nach Schmerztyp divergent.

2.1.2 Kommunikative Kompetenzen in der Physiotherapie

Zu einer gelungenen Therapie gehört eine ausgeprägte Kommunikation zwischen Patient und Therapeut. Wichtig ist, dass der Therapeut die derzeitige Situation des Patienten erkennt. Es ist für den Physiotherapeuten von großer Bedeutung, inwieweit sich durch die Erkrankung die Lebensumstände des Patienten geändert haben, ebenso wie funktionelle Veränderungen einen Einfluss auf die Lebensumstände haben. Krank sein bedeutet für den Betroffenen viel mehr, als Symptome zu haben. Nicht nur körperliche Einschränkungen verhindern Kommunikation, Handlungsmöglichkeiten und Aktivitäten, auch psychosoziale Folgen sind nicht auszuschließen. Die Beziehungsgestaltung zwischen Patient und Therapeut ist ein dauerhafter Prozess. Der Therapeut sollte sich nach dem anfänglichen Kennenlernen und dem Gefühl einer stabilen Beziehung nicht darauf ausruhen. Die Kommunikation zwischen Patient und Therapeut ist ein fortlaufender, aktiver Vorgang. Es ist eine kontinuierliche Herausforderung für den Therapeuten, vom ersten Kontakt bis zur letzten Behandlung. Wilda- Kiesel unterscheidet 3 Ebenen therapeutischer Beziehung, welche den Therapeuten unterstützen sollen, um das Gesamtbild des Patienten kennenzulernen.

1. Funktionelle Ebene/Inhaltsebene

- Erkrankung des Patienten

- Psychopathologische Begleiterscheinungen

- Verordnete Therapie

2. Soziale Ebene

- Soziale Rolle/Lebensumstände

- Berufliche Position von Patient und Therapeut

- Alter/Geschlecht Patient und Therapeut

- Erwartung des Patienten und Therapeuten

3. Emotionale Ebene

- Subjektives Erleben von Patient und Therapeut während der Therapie

Gezielte Fragen des Therapeuten gehören zu den wichtigsten Bestandteilen einer erfolgreichen Informationsaufnahme bzw. umfangreichen Informationssammlung über den Patienten. Die sogenannten „W- Fragen" erleichtern diese um einiges. Zudem ist es entscheidend, eine kongruente Botschaft zu senden. Kongruent bedeutet, dass die verbale und die nonverbale Kommunikation übereinstimmen. Stimmt sie nicht überein, kommt es zu einer

Vermittlung einer inkongruenten Nachricht, welche zu großen Missverständnissen führen kann. Aus diesem Grund muss der Therapeut ebenfalls beim Patienten auf verbales und nonverbales achten, somit ist eine Betrachtung des gesamten Habitus des Patienten notwendig. Äußert der Patient beispielsweise „Ich habe keine Schmerzen. Mir geht es gut." und weißt gleichzeitig ein Leidensausdruck im Gesicht auf, wenn er bestimmte Bewegungen ausführt, liegt es an dem Therapeuten dies zu erkennen und unmittelbar zu erfragen und die Ursache zu ermitteln. (Rose 2005: 48-49)

Wilda-Kiesel hebt hier hervor, dass keine dieser gesendeten Informationen zufällig ausgestrahlt werden, sondern immer ein Resultat unseres bewussten und vor allem unbewussten Seins verstanden werden. Gelungene Gesprächsführung setzt den bewussten Einsatz von verschiedensten Fertigkeiten (Techniken) und Fähigkeiten (Kompetenzen) voraus. (Wilda-Kiesel, 2003: o.s.)

„Was auch immer wahrgenommen wird, wird auf die Weise des Wahrgenommenen wahrgenommen." (Aristoteles)

Kommunikation zwischen Therapeut und Patient ist eine wechselseitige Beziehung (face-to-face-exchange). Therapeuten sollten immer (bewusst und unbewusst) die Kongruenz der Aussage ihres Patienten wahrnehmen und analysieren sowie reflektieren. Ebenso wie der Patient es bei seinem Therapeuten durchführt, indem er ihm in dieser Situation sein vollstes Vertrauen schenkt und seine Gesundheit in die Hände des Therapeuten gibt. Neben der Professionalität, welche ein Therapeut vorweisen sollte, ist es wichtig, originell zu sein und sich nicht zu verstellen und somit vertrauensvoll auf den Patienten zu wirken.

Aktives Zuhören und Nachfragen ist gerade in einem Dialog im medizinischen Bereich von großer Bedeutung. Linus Geisler formuliert in Bezug darauf: „aktives Zuhören bedeutet nicht nur, das Gesprochene zu erfassen, sondern auch ein Ohr zu entwickeln für die Hintergründe, dass Unausgesprochene und die Zwischentöne." (Geisler 1992: 43). Das aktive Zuhören beinhaltet wichtige Aspekte und Voraussetzungen, wie zum Beispiel das Interesse, dem gegenüber wirklich zuhören zu wollen. Diese Bereitschaft kann dem Gegenüber vermittelt werden, indem durch averbale Zeichen ein Interesse suggeriert wird sowie eine verbale Verstärkung seiner Aussagen als Bekräftigung dient. Es gilt dem Patienten gegenüber, unabhängig ob als Arzt oder Therapeut, zu signalisieren, dass man völlig präsent ist und den Patienten ausreden lässt. Jemandem Desinteresse oder fehlendes Verständnis zu signalisieren, welcher gerade sein Leid kundtut, kann die komplette bevorstehende Therapie negativ beeinflussen. „Zuhören ist schwieriger als Sprechen" meint L. Geisler und unterstützt es mit der Aussage, „aktives, analytisches und differenzierendes Zuhören ist die höchste Stufe aufnahmebereiter Zuwendung." (Geisler 1992: 43). Einem Patienten die volle Aufmerksamkeit zu vermitteln, ist von größter Bedeutung und sorgt für einen positiven Einstieg in einen Dialog. In der folgenden **Abbildung 2** wir die Gesprächsführung in der Physiotherapie kompakt dargestellt.

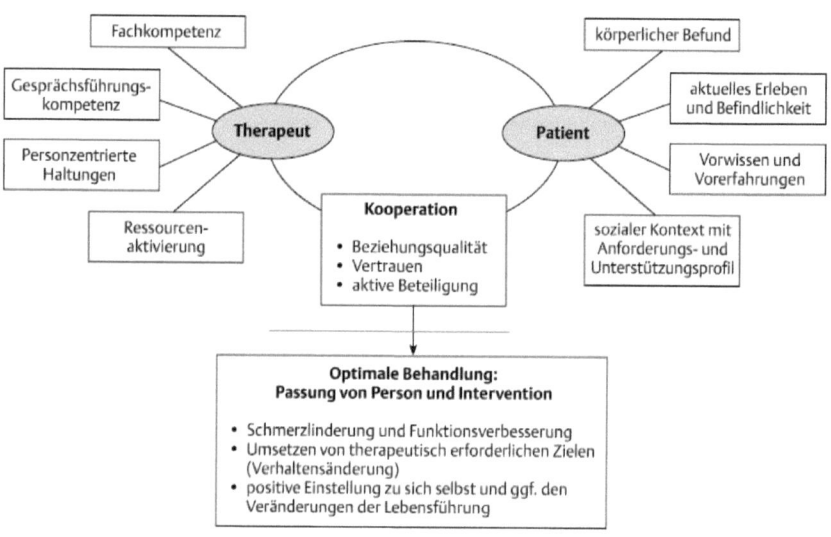

Abbildung 2 Gesprächsführung in der Therapie (Hoos-Leister, H.,Balk,M., 2008)

Therapeut zu sein ist zum einen eine Bestimmung, zum anderen muss viel Zeit in praktisches und theoretisches Lernen investieret werden. Die größte Tugend in der Physiotherapie ist die Geduld. Ziel ist es, durch gute, beständige Kommunikation eine anhaltende Motivation beim Patienten zu erreichen.

Essenziell für eine gute Behandlung und übereinstimmende Kommunikation, ist ein gleiches Bild von der Therapeuten – Patienten Rolle, von einem gleichen Empfinden vom Nähe – Distanzverhältnis, sowie die Klärung der Erwartungshaltung beider Parteien. Dieses eben beschriebene Vertrauensverhältnis wird im nachfolgenden Kapitel detaillierter vorgestellt.

2.2 Patienten-Therapeuten Verhältnis

Im nächsten Abschnitt wird deutlich gemacht wie wichtig eine stabile, vertrauensvolle und ehrliche Bindung zwischen Patient und Therapeut ist. Neben der funktionellen Behandlung ist die Kommunikation die zweite bedeutsame Säule in einer gelungenen Therapie.

2.2.1 Empathie und Vertrauensverhältnis in der Behandlung

Empathie ist der zusammenhängende Bestandteil einer funktionierenden Behandlung. Vertrauen entwickelt sich durch Empathie und entscheidet, ob eine Behandlung funktionieren wird oder nicht. Neben der Professionalität, die jeder Therapeut aufweisen sollte, entscheidet Empathie und Vertrauen des Patienten dem Therapeuten gegenüber ob und wie die Therapie wirkt.

Im Duden wird Empathie als: „Bereitschaft und Fähigkeit sich in die Einstellung anderer Menschen einzufühlen" (Duden 2019: o.s.) definiert und zeigt somit folglich auf, wie wichtig Kommunikation ist, unabhängig ob verbal, nonverbal oder paraverbal. Das Vertrauen hingegen wird beschrieben, als „festes Überzeugtsein von der Verlässlichkeit, Zuverlässigkeit einer Person, Sache". (Duden 2019: o.s.) Dies deutet gleicherweise darauf hin, dass das Verhältnis zwischen Therapeut und Patient einerseits bestrebt ist, sehr innig zu sein und in gleichem Maße eine gewisse Distanz fordert, damit ein klares Rollenverhältnis vorhanden ist.

Das Einfühlungsvermögen, welches die Empathie beinhaltet, sollte einer der Kernkompetenzen eines jenen Therapeuten sein. Es ist wichtig sich in den Patienten „hineinfühlen" zu können, Verständnis aufzubringen und Ausdauer zu beweisen. Jeder Patient hat seine eigene Krankheitsgeschichte und sollte individuell betrachtet werden. Der Großteil der Patienten hat einen langen

Leidesweg hinter sich. Gerade diese benötigen viel Einfühlungsvermögen. Empathie setzt sich aus zwei Phasen zusammen. Zum einen aus der kognitiven Phase, in der es wichtig ist, auf den Patienten als Ganzes zu achten, seine Emotionen, seine Persönlichkeit und seine Gedanken zu erfassen. Zum anderen aus der affektiven Phase, in der die darauffolgenden Gefühle zu betrachten sind. (Kopp 2011: 44-45) So kann der Patient in seinem aktuellen Zustand wahrgenommen werden. Patient sowie Therapeut übernehmen, je nach Situation, automatische eine Rolle, welche sich in verschiedener Weise einnehmen lässt.

2.2.2 Rollenverständnis

Jeder Mensch ist ein individuelles Wesen mit vielen Charakterzügen und verschiedensten Verhaltensweisen, was einer jeweils unterschiedlichen Erziehung zugrunde liegt. Wenn nun also diese heterogene Masse aufeinandertrifft und dies in einer Ausnahmesituation wie in einer Therapie, dann ist es wichtig, ein klares Rollenverhältnis herzustellen. Es kommt zu einer Konstellation, in der zwei Fremde aufeinandertreffen und gemeinsam agieren müssen. Patient sowie Therapeut gehen mit diversen Erwartungen an eine solche Therapie. Es gibt keine vorgeschriebene, direkte Rollenverteilung. Der Therapeut bringt sein medizinisches Expertenwissen mit und der Patient seine eigene Körperwahrnehmung. An dieser Stelle ist es von Bedeutung abzugrenzen, dass der Patient der aktive Part der Therapie ist und der Therapeut die Anleitung sowie Motivation übernimmt. Es erfordert eine hohe Compliance an den Patienten. Die Bereitwilligkeit, seine gesamte Krankheits- sowie persönliche Geschichte zu offenbaren, fordert dem Betroffenen viel Vertrauen ab. Die Aufgabe des Physiotherapeuten ist es, sich in den Patienten hinein zu fühlen und den Patienten nicht nur auf die Diagnose zu reduzieren. Er muss Interesse zeigen an den Lebensumständen zu Hause sowie an familiären Positionen. Dies ist von großer Bedeutung für das Vertrauen in der Beziehung von Patient und Therapeut. Eben dieses Vertrauen ist die Basis, um eine klare Rollenverteilung aufzubauen. Ehrlichkeit und gemeinsame Ziele zu erstreben, sollte der Grundsatz jeder Therapieeinheit sein. (Szabo 2015: 36) Es gibt immer eine Kommunikationsfalle zwischen beiden Parts. Der Therapeut neigt oft dazu, ein Helfersyndrom zu entwickeln und dem Patienten alles abnehmen zu wollen. Er sieht den Patienten als seinen Schützling und will ihm möglichst vieles erleichtern. An diesem Punkt sollten klare Grenzen gezogen werden. Es geht um den Patienten. Darum, das Wohl des Patienten zu fördern. Der Therapeut sollte seine Rolle als Motivationsfigur und Mediziner wahrnehmen und eingrenzen. Er unterstützt den Patienten, wieder einen normalen, schmerzfreien Alltag durchleben zu können. Der Patient soll selbständig werden. Aus diesem Grund ist es wichtig, ebenfalls gemeinsam ein Hausübungsprogramm zu erstellen und Ziele zu stecken und zu erreichen. Diese Zielformulierung sollte bestenfalls nach den SMART Regeln erarbeitet werden. SMART ist die Abkürzung für S = spezifisch, M = Messbar, A = Akzeptabel, R = Realistisch und T = Terminiert.

2.3 Die Betrachtung des narrativen Reasoning

Nachdem nun die Bedeutung von Kommunikation in der Therapie deutlich gemacht wurde, wird nun vertieft auf die Thematik des Clinical Reasoning eingegangen und nachfolgend anhand eines Fallbeispiels veranschaulicht.

2.3.1 Definition des Clinical Reasoning

Clinical Reasoning (CR) bedeutet sprichwörtlich übersetzt, „klinisches Denken", „klinisches Beurteilen", „klinische Beweisführung". Demnach sind es Gedankenketten und Entscheidungsfindungen von medizinischem Personal, die im Endeffekt darauf abzielen, einen klinischen Entschluss zu treffen. (Klemme, Siegmann 2006:7)

Dieser gesamte Prozess bildet einen komplexen Vorgang und eine immer wiederkehrende Hinterfragung des eigenen Handelns durch das medizinische Personal, also der vorliegenden Arbeitshypothese. Dieser Prozess beinhaltet 6 Schritte, welche aus Informationssammlung und dem Reflektieren dieser Informationen besteht. Am Ende des 5. Schrittes, bei der die erste Arbeitshypothese immer wieder aufgearbeitet wird, indem neue Informationen gesammelt werden, kommt es letztendlich im letzten Schritt zur Festlegung einer therapeutischen Diagnose. Um diese erstmals endgültige Diagnose zu stellen, benötigt es Untersuchungsvorgänge wie vorerst die der Anamnese, körperlicher Untersuchungen sowie apparativer Diagnostik.

Schon in der medizinischen Ausbildung beginnt der Therapeut unbewusst mit dem CR zu arbeiten. Es ist eine solch menschliche Methode, welche jeder automatisch verinnerlicht haben sollte. Jedoch kann durch steigende Erfahrung und die Aufwertung des Wissenstandes eine effizientere und schneller Anwendung dieser Methode erfolgen. Die Komplexität dieses wissenschaftlichen Bereichs wird in der Anzahl der verschiedenen Formen des CR deutlich. In dem nachfolgenden Abschnitt wird nun das narrative CR vorgestellt.

2.3.2 Definition des narrativen Reasoning

Diese Form des CR charakterisiert sich dadurch, dass mittels verschiedener Geschichten, welche sich in der Kommunikation zwischen Therapeut und Patient entwickeln, Standpunkte und Informationen verdeutlicht werden. Mattingly und Fleming unterscheiden 3 Formen dieser Geschichten. Es gibt die Geschichten, die der Patient berichtet, die Geschichten die der Therapeut über den Patienten zu berichten hat und während der Therapie die Geschichte die den Patienten und Therapeut gemeinsam führen. Narratives CR zeichnet sich Perspektive des Patienten annehmen zu können. Das heißt der Therapeut muss in der Lage sein, zuhören zu können und aus den Geschichten des Patienten das Wichtige vom Unwichtigen unterscheiden zu können. Kommunikative Kompetenz ist hierbei von großer Bedeutung. (Klemme, Siegmann 2016 :39)

Der Zweck ist es mit dem Patienten gemeinsam das zentrale Ziel der Therapie herauszufinden und diese Ziele bestmöglich in Bildern auszudrücken. Es geht hierbei nicht um eine einfache Auflistung der eigentlichen Ziele, sondern darum, das Ziel mit dem Alltag des Patienten in Verbindung zu setzen. Zukunftsgeschichten können den Patienten durchaus motivieren aktiver mitzuarbeiten. Durch das Erzählen in und durch Geschichten, hat der Therapeut es leichter, Vergangenes, Aktuelles und Zukünftiges verstehen zu können. Geschichten dienen hier als Darstellungstechnik, um erzähltes bildnerisch und gestalterisch darzulegen. Die Interaktion zwischen Patient und Therapeut muss authentisch sein. Um dies zu schaffen ist es effektiv, als Therapeut auch von sich selbst zu berichten und dem Patienten aufzuzeigen, dass jeder Therapeut auch nur ein Mensch ist. (Burtchen 02/2017: 31) Um das eben Beschriebene anschaulich und besser verständlich zu machen, folgt nun die Anwendung des narrativen CR anhand es Fallbeispiels. Die Bedeutung von Kommunikation soll insgesamt herausgestellt werden.

3 Anwendung CR anhand eines Fallbeispiels

Das folgende Kapitel bildet den Hauptteil dieser Arbeit. Es beschäftigt sich mit der Anwendung des narrativen CR an einem Fallbeispiel. Der dargestellte fiktive Patient soll hierbei als Veranschaulichung dienen und die aus den Grundlagen vorgestellten Elemente der Kommunikation können somit verdeutlicht werden.

3.1 Vorstellung Fallbeispiel

Es soll angenommen werden, dass es sich um eine 56-jährige Floristin handelt, welche verheiratet ist und 2 Kinder hat sowie auf dem Land in einem großen Bauernhaus lebt. In ihrem Umfeld ist eine enge nachbarschaftliche Gemeinde vorhanden. Die Patientin ist aktiv in einem Yogaclub.

Es kam zur Einweisung durch den Notarzt nach einer plötzlich auftretenden Sprachstörung (Aphasie), sowie der Lähmung der rechten Körperhälfte (Hemiparese re.). Bei der Krankhausaufnahme wird sie von ihrem Mann begleitet. Die Patientin ist bisher aktiv im Alltag und Beruf gewesen und immer sportlich engagiert.

Die festgestellte Diagnose im Krankenhaus lautet Ischämischer Hirninfarkt links (ICD-10: I63.3), mit Hemiparese rechts (ICD-10: G81.0), sowie Dysathrie (ICD-10: R47.1). Es sind keine bestehenden Nebendiagnosen vorhanden.

Um dies zusammengefasst darzustellen, folgt nun eine Übersicht. Die Abbildung bezieht sich auf das Modell des ICF (International Classification of Functioning, Disability and Health), welches durch die Weltgesundheitsorganisation (WHO) entwickelt wurde. Es werden die Wechselwirkungen zwischen verschiedenen Komponenten aufgezeigt, um eine Beziehung zwischen dem Leben und der Diagnose der betroffenen Patientin darzustellen.

Das Modell betrachtet den Menschen aus biologischen, psychologischen und sozialen Aspekten. Die Abbildung soll dazu dienen, dem medizinischen Personal ein Überblick über die Gesamtsituation zu verschaffen.

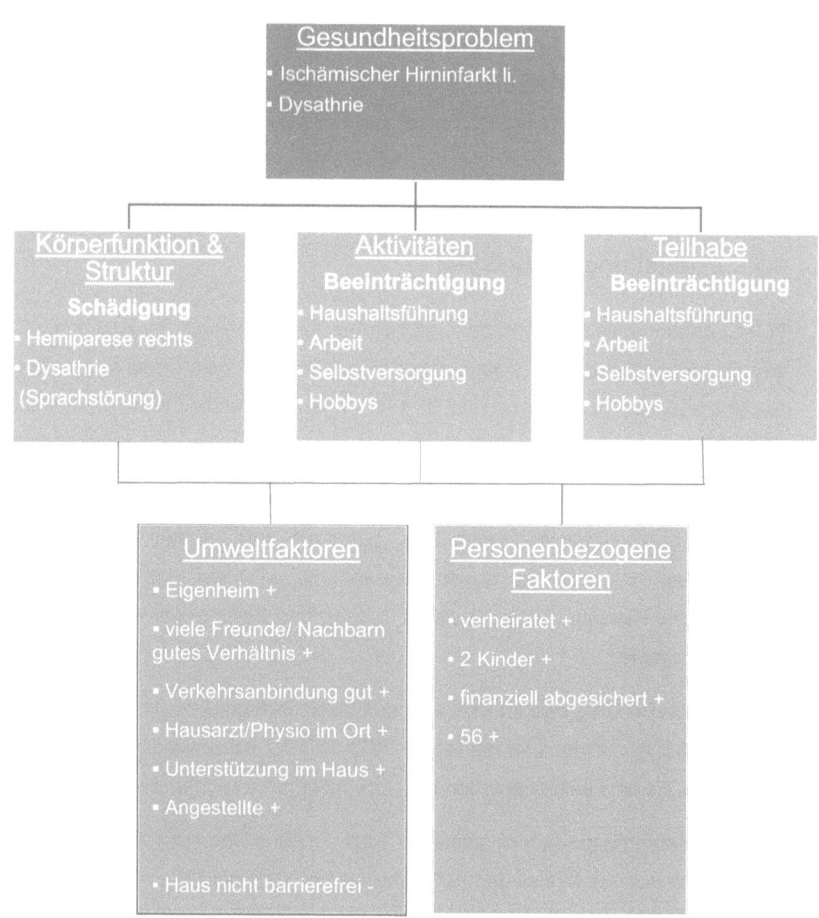

3.2 Kommunikation zwischen Therapeut und Apoplexiepatient

Ein Schlaganfallpatient ist eine große Herausforderung für jeden Therapeuten. Er ist ein Patient wie jeder andere und so sollte man ihn auch behandeln. Für Patienten mit einer Hemiparese sowie einer Aphasie/ Dysathrie ist es sehr wichtig, so normal es geht am Alltag teilzunehmen und respektiert zu werden. Dennoch solle man immer darauf achten, wenn der Patient Hilfe fordert. Die Kommunikation sollte klar und deutlich sein, es ist zum Beispiel von Vorteil, bei einer schweren Aphasie mit Ja/Nein Fragen zu arbeiten. Die Formulierung von kurzen und einfachen Sätzen sorgt für ein besseres Verständnis für den Patienten. (Habermann, Kolster 2002: 685-694) Wichtig ist es, dem Patienten immer Zeit zu lassen, um antworten zu können und keinen Druck auszuüben. Geduld ist die wichtigste Eigenschaft bei Apoplexiepatienten. Pausen im Gesprächsverlauf sind bedeutend um dem Patienten Zeit zu geben, Gesprochenes und Gehörtes zu verarbeiten. Die nonverbale Kommunikation spielt in einem Dialog eine große Rolle. Um das Gesprochene zu unterstützen gewinnen Mimik und Gestik enorm an Bedeutung. Wie auch im Grundlagenteil erwähnt, sind neben der verbalen Kommunikation ebenfalls das Nonverbale sowie Paraverbale elementare Bestandteile für eine Barrierefreie Kommunikation. (www.aphasiker.de)

In Bezug auf das im Kapitel 2.1.1. vorgestellte Kommunikationsquadrat von Friedrich Schulz von Thun, sollte bei diesem Krankheitsbild bedacht werden, welche Einschränkungen durch eine sprachliche und nonverbale Barriere vorhanden sein können.

Neben der Logopädischen Therapie ist es wichtig, direkt mit der Physiotherapeutischen Behandlung zu beginnen um die Parese des Patienten zu behandeln. Es ist sehr bedeutsam, die Familie des Betroffenen grundlegend über das Krankheitsbild aufzuklären und Hilfestellung im Umgang mit dem Betroffenen zu geben. Ziele sollten erstrangig mit dem Patienten persönlich besprochen werden und im Therapeutenteam reflektiert und zusammengefasst werden.

3.3 Narratives CR in Bezug auf das Fallbeispiel

Nach ersten Kennenlernen zwischen Therapeut und Patientin, versucht der Therapeut sich ein Überblick über die Patientin und ihre Diagnose zu verschaffen. Der Therapeut bittet vorerst nur um ein Gespräch, nachdem er die Akte der Patientin gelesen hat und möchte sie persönlich kennenlernen. Ebenso ist die Kommunikation mit dem Team wichtig, gerade mit der logopädischen Abteilung in Hinsicht auf die Dysathrie. Die vorhandene Dysathrie stellt der Therapie eine große Aufgabe, darf jedoch zu keinem Hindernis der Kommunikation führen. Bedeutsam ist eine kongruente Kommunikation, trotz fehlender fließender verbaler Ausführung, wie im Abschnitt 2.1.2. erwähnt.

Bevor die Therapie beginnt ist es wichtig, die Ziele gemeinsam zu erarbeiten. Der Therapeut informiert sich über das Leben der Patientin, um sich ein umfassendes Bild der Situation zu verschaffen und sich in die Patientin hinein zu fühlen. Diese erzählt bestmöglich so ausführlich es geht von ihrem Beruf, Familienstand, Lebenssituation, Hobbys. Die Kommunikation sollte horizontal erfolgen, wie im Kapitel 2.1.1. angerissen. Dem Patienten auf gleicher Stufe zu begegnen ist bei dieser Diagnose sehr wichtig. Auch der Therapeut berichtet im Verlauf der Behandlung immer mal wieder von seiner Erfahrung mit der Diagnose und den verschiedensten Verläufen. Denn wie im Kapitel 2.3.2. beschrieben, ist es beim narrativen Reasoning wichtig, dass auch der Therapeut seine Erfahrung geschichtlich einbezieht, um den Patienten ein motivierendes Beispiel aufzuzeigen. Die Patientin berichtet, dass ihr Beruf als Floristin eine große Rolle für sie spielt und folglich schlägt der Therapeut vor, den Beruf der Patientin in die Therapie einzuarbeiten. Um die Patientin in der Behandlung ein Motivationsziel zu geben, besorgt der Therapeut Blumen und übt dann diese zu greifen mit der Hemiparetischen Seite. Sie greifen die Blumen, halten sie fest und gestalten einen Strauß, den die Patientin nach der Therapie in ihr Zimmer stellen darf. Diese Idee soll die Patientin anregen, positiv in die Zukunft zu blicken und mit Freude an der Therapie teilzunehmen. Ihr soll ein Bild davon gegeben werden, bald wieder in ihrem Blumenladen einen Strauß binden zu können. Es ist für den Patienten ein großer Anreiz, in der Therapie darstellerisch und gestalterisch in

Hinblick auf ihren jeweiligen Beruf oder ihr Hobby zu arbeiten. Auch darauf bezieht sich das narrative Reasoning, den Betroffenen durch ein positives Zukunftsbild zu motivieren. Bei der Art dieses Krankheitsbildes und der Herangehensweise des Therapeuten ist eine enge Zusammenarbeit zwischen Patient und Therapeut unumgänglich. Der Therapeut wird Teil der Geschichte des Patienten in einer schweren Phase.

4 Fazit

Nach der Recherche und der vorliegenden Arbeit, ist die anfangs gestellte Frage: „Steigert Kommunikation den Therapieerfolg?", bejahend zu beantworten. Die Ausarbeitungen haben ergeben, dass für viele Autoren ein gutes Therapieergebnis nur festzustellen ist, wenn eine professionelle, funktionelle Betreuung und eine stabile, emphatische Kommunikationsebene vorhanden sind. Im Vordergrund sollte hierbei immer der Patient in seinem gesamten Habitus sein.

Auch zukünftig ist ein enormer Forschungsbedarf in dieser Thematik vorhanden. Es sollte beispielsweise diskutiert werden, inwieweit Kommunikation und die Lehre des Clinical Reasoning einen größeren Anteil an der schulischen Ausbildung von Medizinalfachberufen haben sollte. Somit könnte ein optimaler Start in das Berufsleben im Bereich der Therapie und Pflege erreicht werden. Patienten, die sich in der Therapie und durch die Hilfe des Therapeuten wohlfühlen, kommen gerne zur Behandlung.

Insgesamt sollte jeder Therapeut selbstbewusst auftreten und ein positives Selbstbild wiederspiegeln. Auch das sorgt für einen sicheren Umgang mit dem Patienten und einer gegebenen Diagnose.

Das Selbstbild eines kompetenten Therapeuten sollte stets aufrechterhalten werden, um das Ansehen des Berufsbildes zu steigern.

5 Verzeichnisse

5.1 Quellen und Literaturverzeichnis

5.1.1 Literaturquellen

Borgetto,B.,Siegel, A.: Gesellschaftliche Rahmenbedingungen in der Ergotherapie, Logopädie und Physiotherapie, Hans Huber Verlag, Bern, 2009

Frindte, W.: Einführung in die Kommunikationspsychologie, Beltz Verlag, Weinheim und Basel, 2001

Gattenburger, A.,Pieper, D.: Das Geheimnis guter Kommunikation, Spiegel Verlag, München, 2016

Geisler, L.: Arzt und Patient – Begegnung im Gespräch, Pharma Verlag, Frankfurt am Main, 1992

Habermann,C., Kolster,F.: Ergotherapie im Arbeitsfeld Neurologie, Thieme Verlag, Stuttgart, 2009

Klemme, B., Siegmann, G., Clinical Reasoning, Thieme Verlag, Stuttgart, 2006

Psychrembel, W.: Klinisches Wörterbuch, De Gruyter, Berlin ,1998

Schulz von Thun, F.: Miteinander reden 1, Rowohlt Taschenbuch Verlag Hamburg, 2010

5.1.2 Internetquellen

Szabo, L., Interkulturelle Kompetenz für Physiotherapeuten, Thieme Verlag, 2015, unter: https://physiolink.thieme.fh-diploma.de/fachzeitschriften/1860-3351/2015/01/10-1055-s-0034-1398929#BR007-13 ,letzter Zugriff: 21.6.2019

Güttinger, P., Hirsch, G., Schmitt, L., Was ist Clinical Reasoning? , Zeitschrift für Präklinische Notfallmedizin, 2016, unter: https://www.skillqube.com/2016/07/13/clinical-reasoning/ ,letzter Zugriff: 14.06.2019

https://aphasiker.de/kommunikation-und-umgang-mit-aphasischen-menschen/ ,letzter Zugriff: 28.6.2019

Kopp, V., Empathie – Auf einer Wellenlänge, Thieme Verlag, 2011, unter: https://physiolink.thieme.fh-diploma.de/fachzeitschriften/1869-5515/2011/05/10-1055-s-0031-1280589 ,letzter Zugriff: 31.06.2019

Rose, A., Die richtigen Worte finden, Thieme Verlag, 2005, unter: https://physiolink.thieme.fh-diploma.de/fachzeitschriften/1869-5515/2005/5/10-1055-s-0032-1308388 ,letzter Zugriff: 04.06.2019

Wilda-Kiesel, A., Die Kommunikation zwischen Therapeut und Patient., Pflaum Verlag, 2003, unter: https://www.physiotherapeuten.de/pt/archiv/2003/kg03/a_kg02.html ,letzter Zugriff: 23.06.2019

Hoos-Leistner, H.,Balk, M., Gesprächsführung für die Physiotherapie, Thieme Verlag, 2011, unter: https://physiolink.thieme.fh-diploma.de/buecher/251550101/251550101_2_89

5.2 Abbildungsverzeichnis

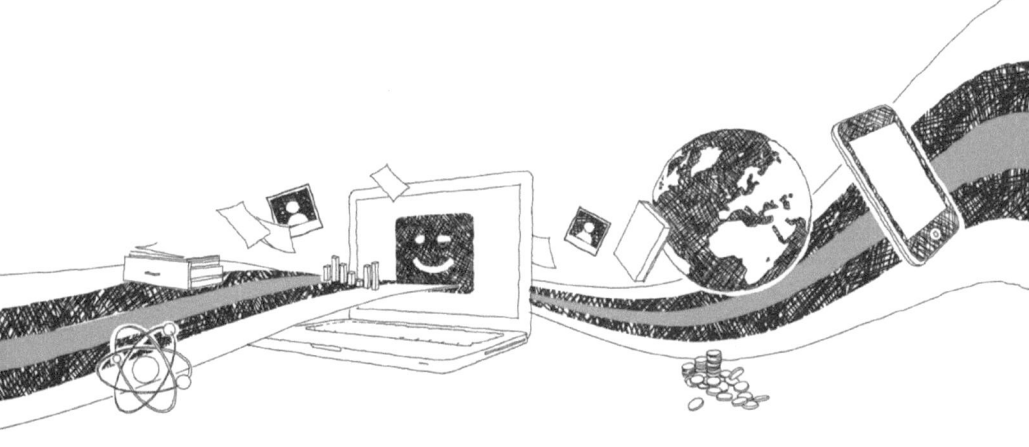
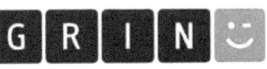